SUPER

RECETTES ANTI-INFLAMMATOIRES

2021

RECETTES ANTI-INFLAMMATOIRES POUR LES DÉBUTANTS

CLEO MASON

Table des matières

Portions de crêpes salées pour le petit-déjeuner

Portions: 4

Temps de cuisson : 6 minutes

Ingrédients:

½ tasse de farine d'amande

½ tasse de farine de tapioca

1 tasse de lait de coco

½ cuillère à café de poudre de chili

cuillère à café de curcuma en poudre

½ oignon rouge, haché

1 poignée de feuilles de coriandre, hachées

½ pouce de gingembre, râpé

1 cuillère à café de sel

¼ cuillère à café de poivre noir moulu

Les directions:

1. Dans un bol à mélanger, mélanger tous les ingrédients jusqu'à ce qu'ils soient bien combinés.

2. Chauffer une poêle à feu moyen-doux et graisser avec de l'huile.

3. Versez ¼ de tasse de pâte dans le moule et étalez le mélange pour créer une crêpe.

4. Faites frire 3 minutes de chaque côté.

5. Répétez jusqu'à ce que la pâte soit cuite.

Informations nutritionnelles : Calories 108Total Graisse 2gGraisse saturée 1gGlucides totaux 20gGlucides nets 19,5gProtéines 2gSucre : 4gFibres : 0,5gSodium : 37mgPotassium 95mg

Portions de Frappe Moka à l'Érable Portions: 2

Ingrédients:

1 cuillère à soupe. Poudre de cacao sans sucre

½ c. lait faible en gras

2 cuillères à soupe. Sirop d'érable pur

½ c. café infusé

1 petite banane mûre

1 ch. yaourt à la vanille faible en gras

Les directions:

1. Placer la banane dans un mélangeur ou un robot culinaire et réduire en purée.

2. Ajouter les ingrédients restants et pulser jusqu'à consistance lisse et crémeuse.

3. Servir immédiatement.

Informations nutritionnelles : Calories : 206, Lipides : 2 g, Glucides : 38 g, Protéines : 6 g, Sucres : 17 g, Sodium : 65 mg

Muffins chocolatés à la farine d'amandes et au beurre de cacahuète

Portions : 6

Temps de cuisson : 25 minutes

Ingrédients:

1 tasse de farine d'amande

1 cuillère à café de levure chimique

1/8 cuillère à café de sel

½ tasse d'érythritol

1/3 tasse de lait d'amande, non sucré

2 oeufs bio

1/3 tasse de beurre d'arachide, non sucré

2 cuillères à soupe de grué de cacao

Les directions:

1. Allumez le four, puis réglez sa température à 350 °F et laissez-le préchauffer.

2. Pendant ce temps, placez la farine dans un bol, ajoutez la poudre à pâte, le sel et l'érythritol et remuez jusqu'à ce que le tout soit mélangé.

3. Versez ensuite le lait, ajoutez les œufs et le beurre de cacahuète, fouettez jusqu'à incorporation puis incorporez les grués de cacao.

4. Prenez un plateau à muffins de six tasses, tapissez les moules de moules à muffins, remplissez-les uniformément avec la pâte préparée et faites cuire au four pendant 25 minutes jusqu'à ce que les muffins soient bien cuits et bien dorés.

5. Une fois terminé, transférez les muffins sur une grille pour qu'ils refroidissent complètement, puis enveloppez chaque muffin dans une feuille d'aluminium et conservez-les au réfrigérateur jusqu'à cinq jours.

6. Servir les muffins au moment de manger.

Informations nutritionnelles : Calories 265, matières grasses totales 20,5 g, glucides totaux 2 g, protéines 7,5 g

Portions de tofu pour le petit-déjeuner : 4

Temps de cuisson : 20 minutes

Ingrédients:

2 cuillères à café d'huile de sésame grillé

1 cuillère à café de vinaigre de riz

2 cuillères à soupe de sauce soja à teneur réduite en sodium

½ cuillère à café de poudre d'oignon

1 cuillère à café d'ail en poudre

1 bloc de tofu, coupé en cubes

1 cuillère à soupe de fécule de pomme de terre

Les directions:

1. Dans un bol, mélanger tous les ingrédients sauf le tofu et la fécule de pomme de terre.

2. Bien mélanger.

3. Ajouter le tofu dans le bol.

4. Mariner pendant 30 minutes.

5. Enrober le tofu de fécule de pomme de terre.

6. Ajoutez du tofu dans le panier de la friteuse à air.

7. Faire frire à l'air libre à 370 degrés F pendant 20 minutes, en secouant à mi-cuisson.

Gaufres de chou-fleur au fromage et au thym

Portions : 2

Temps de cuisson : 15 minutes

Ingrédients:

½ tasse de fromage mozzarella râpé

¼ tasse de parmesan râpé

¼ grosse tête de chou-fleur

½ tasse de chou vert

1 gros oeuf bio

1 tige d'oignon vert

½ cuillère à soupe d'huile d'olive

½ cuillère à café d'ail en poudre

cc de sel

½ cuillère à soupe de graines de sésame

1 cuillère à café de thym frais, haché

¼ cuillère à café de poivre noir concassé

Les directions:

1. Mettez le chou-fleur dans un robot culinaire, ajoutez la ciboule, le chou vert et le thym, puis pulsez pendant 2 à 3 minutes jusqu'à consistance lisse.

2. Versez le mélange dans un bol, ajoutez le reste des ingrédients et remuez jusqu'à homogénéité.

3. Allumez le gaufrier, graissez-le avec de l'huile et lorsqu'il est chaud, versez-y la moitié de la pâte préparée, fermez avec le couvercle et faites cuire jusqu'à ce qu'il soit bien doré et ferme.

4. Lorsque vous avez terminé, transférez la gaufre dans une assiette et faites cuire une autre gaufre de la même manière en utilisant le reste de la pâte.

5. Servir immédiatement.

Informations nutritionnelles : Calories 144, glucides totaux 8,5, lipides totaux 9,4 g, protéines 9,3 g, sucre 3 g, sodium 435 mg

Muffins au maïs sucré

Portions : 1

Ingrédients:

1 cuillère à soupe. levure chimique sans sodium

c. lait non laitier

1 c. extrait de vanille pur

½ c. du sucre

1 ch. farine de blé entier blanche

1 ch. semoule de maïs

½ c. huile de canola

Les directions:

1. Préchauffer le four à 400°F. Tapisser un moule à 12 muffins de moules en papier et réserver.

2. Placer la semoule de maïs, la farine, le sucre et la poudre à pâte dans un bol à mélanger et bien fouetter pour combiner.

3. Ajouter le lait non laitier, l'huile et la vanille et remuer jusqu'à ce que le tout soit bien mélangé.

4. Répartir la pâte uniformément entre les moules à muffins. Placer le moule à muffins sur la grille du milieu du four et cuire 15 minutes.

5. Retirer du four et placer sur une grille pour refroidir.

Informations nutritionnelles : Calories : 203, Lipides : 9 g, Glucides : 26 g, Protéines : 3 g, Sucres : 9,5 g, Sodium : 255 mg

Parfait Perky Frais & Fruité

Portions : 2

Temps de cuisson : 0 minutes

Ingrédients:

½ tasse de framboises fraîches

Une pincée de cannelle

1 cuillère à café de sirop d'érable

2 cuillères à soupe de graines de chia

16 onces. Yahourt nature

Fruits frais : mûres tranchées, nectarines ou fraises Les directions:

1. À l'aide d'une fourchette, écraser les framboises dans un bol à mélanger jusqu'à l'obtention d'une consistance semblable à de la confiture. Ajouter la cannelle, le sirop et les graines de chia. Continuez à écraser jusqu'à incorporer tous les ingrédients. Mettre de côté.

2. Dans deux verres de service, alterner les couches de yaourt et le mélange.

Garnir de tranches de fruits frais.

<u>Informations nutritionnelles :</u> Calories 315 Lipides : 8,7 g Protéines : 19,6 g

Sodium : 164 mg Glucides totaux : 45,8 g Fibres alimentaires : 6,5 g

Portions de toasts de saumon au fromage à la crème : 2

Temps de cuisson : 2 minutes

Ingrédients:

Pain grillé de grains entiers ou de seigle, deux tranches

Oignon rouge, haché fin, deux cuillères à soupe

Fromage à la crème, faible en gras, deux cuillères à soupe

Flocons de basilic, une demi cuillère à café

Roquette ou épinards, hachés, une demi-tasse

Saumon fumé, deux onces

Les directions:

1. Faites griller le pain de blé. Mélanger le cream cheese et le basilic et étaler ce mélange sur les toasts. Ajouter le saumon, la roquette et l'oignon.

Informations nutritionnelles : Calories 291 lipides 15,2 grammes glucides 17,8

grammes de sucre 3 grammes

Portions de flocons d'avoine au four à la banane et aux noix : 9

Temps de cuisson : 40 minutes

Ingrédients:

Flocons d'avoine - 2,25 tasses

Banane, en purée – 1 tasse

Oeufs – 2

Pâte de dattes – 2 cuillères à soupe

Huile de soja - 3 cuillères à soupe

Lait d'amande, non sucré - 1 tasse

Extrait de vanille – 1 cuillère à café

Sel de mer – 0,5 cuillère à café

Cannelle – 1 cuillère à café

Poudre à pâte - 1 cuillère à café

Noix, hachées – 0,5 tasse

Les directions:

1. Réchauffez votre four à une température de 350 degrés Fahrenheit et graissez ou tapissez un plat de cuisson huit par huit de papier sulfurisé pour éviter qu'il ne colle.

2. Dans un bol de cuisine, fouetter ensemble la pâte de dattes avec la purée de banane, le lait d'amande, les œufs, l'huile de soja et la vanille. Fouetter ce mélange jusqu'à ce que la pâte de dattes soit complètement incorporée aux autres ingrédients sans grumeaux. Mais, les touffes de la purée de banane vont bien.

3. Incorporez les flocons d'avoine, la cannelle, le sel de mer et la levure chimique dans le mélange de bananes, puis incorporez délicatement vos noix hachées.

4. Une fois vos flocons d'avoine aux bananes et aux noix combinés, étalez le mélange au fond de votre plat de cuisson préparé et placez le plat au centre de votre four chaud. Laisser cuire jusqu'à ce que les flocons d'avoine soient dorés et pris, environ trente à trente-cinq minutes. Sortez le plat de flocons d'avoine cuits du four et laissez-le refroidir pendant au moins cinq minutes avant de servir. A déguster seul ou avec des fruits frais et du yaourt.

Portions de pommes de terre et de haricots hachés : 4

Temps de cuisson : 50 minutes

Ingrédients:

Pommes de terre, en dés – 4 tasses

Champignons, tranchés – 0,5 tasse

Poivron coupé en dés – 1

Courgettes, coupées en dés – 1 tasse

Courge jaune, coupée en dés – 1 tasse

Haricots pinto, cuits – 1,75 tasse

Poivre noir, moulu – 0,25 cuillère à café

Paprika, moulu – 0,5 cuillère à café

Sel de mer – 0,5 cuillère à café

Poudre d'oignon - 1,5 cuillères à café

Poudre d'ail - 1,5 cuillère à café

Les directions:

1. Réchauffez votre four à 425 degrés Fahrenheit et tapissez une grande plaque à pâtisserie en aluminium de parchemin de cuisine.

2. Ajoutez vos pommes de terre en dés sur votre plaque à pâtisserie et mélangez-les avec le sel de mer et le poivre noir. Placez les pommes de terre en dés assaisonnées au four pour les faire rôtir pendant vingt-cinq minutes. Retirez les pommes de terre et remuez bien.

3. Pendant ce temps, mélanger le reste des ingrédients du hachis dans une grande poêle allant au four. Après avoir mélangé les pommes de terre partiellement rôties, placez la casserole de pommes de terre et la poêle de légumes dans le four. Laissez les deux portions de hachis rôtir pendant quinze minutes supplémentaires.

4. Retirez la poêle et la poêle du four et mélangez le contenu de la poêle avec les pommes de terre rôties. Servir seul ou avec des œufs.

Pêches Au Miel Amande Ricotta

Portions : 6

Temps de cuisson : 0 minutes

Ingrédients:

Diffuser

Ricotta, lait écrémé, une tasse

Miel, une cuillère à café

Amandes, tranches minces, une demi-tasse

Extrait d'amande, un quart de cuillère à café

Servir

Pêches, tranchées, une tasse

Pain, bagel de grains entiers ou toast

Les directions:

1. Mélangez l'extrait d'amande, le miel, la ricotta et les amandes. Étalez une cuillère à soupe de ce mélange sur du pain grillé et recouvrez de pêches.

Informations nutritionnelles : Calories 230 protéines 9 grammes de matières grasses 8 grammes de glucides grammes 37 fibres 3 grammes de sucre 34 grammes

Pain aux courgettes

Portions : 6

Temps de cuisson : 70 minutes

Ingrédients:

Farine de blé entier blanche – 2 tasses

Bicarbonate de soude - 1 cuillère à café

Poudre à pâte – 2 cuillères à café

Sel de mer - 0,5 cuillères à café

Cannelle moulue – 2 cuillères à café

Oeuf, gros – 1

Extrait de vanille – 1 cuillère à café

Compote de pommes, non sucrée – 0,5 tasse

Courgettes, râpées – 2 tasses

Édulcorant aux fruits du moine Lakanto – 0,75 tasse

Les directions:

1. Réchauffez le four à 350 degrés Fahrenheit et tapissez un moule à pain de neuf par cinq pouces de parchemin de cuisine ou graissez-le.

2. Dans un grand plat de cuisine, fouetter ensemble la compote de pommes, les courgettes, l'extrait de vanille, l'édulcorant de fruit de moine, l'œuf et l'extrait de vanille. Dans un plat à mélanger séparé, mélangez les ingrédients secs afin d'éviter les grumeaux de la levure chimique ou du bicarbonate de soude.

3. Ajoutez les ingrédients secs mélangés pour le pain aux courgettes dans les ingrédients humides et pliez doucement les deux ensemble, jusqu'à ce qu'ils soient combinés.

Racler le plat de mélange propre, en versant le contenu dans le moule à pain préparé.

4. Placez votre pain aux courgettes dans le four et laissez-le cuire jusqu'à ce qu'il soit complètement cuit. Il est prêt lorsqu'une fois inséré, un cure-dent peut être retiré proprement - environ une heure.

5. Retirez le moule à pain aux courgettes du four et laissez-le refroidir pendant dix minutes avant de retirer le pain aux courgettes du moule et de transférer le pain sur une grille pour terminer le refroidissement. Attendez que le pain de courgettes refroidisse complètement avant de le trancher.

Portions de barres pomme-cannelle : 4

Temps de cuisson : 35 minutes

Ingrédients:

Avoine – 1 tasse

Cannelle moulue – 1 cuillère à café

Poudre à pâte – 0,5 cuillère à café

Bicarbonate de soude – 0,5 cuillère à café

Extrait de vanille – 1 cuillère à café

Sel de mer – 0,125 cuillère à café

Édulcorant aux fruits du moine Lakanto – 3 cuillères à soupe de pomme, pelée et coupée en dés – 1

Yaourt nature – 3 cuillères à soupe

Huile de soja - 1 cuillère à soupe

Oeufs – 2

Les directions:

1. Réchauffez votre four à 350 degrés Fahrenheit et tapissez un plat de cuisson carré de huit pouces sur huit de papier parchemin.

2. Dans un mélangeur, ajoutez les trois quarts de vos flocons d'avoine et le reste des ingrédients. Mélanger jusqu'à homogénéité, puis utiliser une spatule pour incorporer le dernier avoine restant. Versez le mélange dans votre plat de cuisson préparé, puis placez-le au centre du four pour cuire jusqu'à ce que les barres pomme-cannelle soient bien cuites, environ vingt-cinq à trente minutes. Les barres sont prêtes lorsqu'un couteau ou un cure-dent est inséré et retiré proprement.

3. Retirez le moule à barres pomme-cannelle du four et laissez les barres refroidir complètement avant de les trancher et de les mettre au réfrigérateur.

Bien que vous puissiez manger ces barres à température ambiante, elles sont meilleures lorsque vous les laissez d'abord refroidir pendant un certain temps.

Portions de muffins aux bleuets : 10

Temps de cuisson : 22-25 minutes

Ingrédients:

2½ tasses de farine d'amande

1 cuillère à soupe de farine de noix de coco

½ cuillère à café de bicarbonate de soude

3 cuillères à soupe de cannelle moulue, divisée

Sel, au goût

2 oeufs bio

¼ tasse de lait de coco

¼ tasse d'huile de noix de coco

¼ tasse de sirop d'érable

1 cuillère à soupe d'arôme vanille bio

1 tasse de bleuets frais

Les directions:

1. Préchauffer le four à 350 degrés F. Graisser 10 tasses d'un grand moule à muffins.

2. Dans un grand bol, mélanger les farines, le bicarbonate de soude, 2 cuillères à soupe de cannelle et le sel.

3. Dans un autre bol, ajouter les œufs, le lait, l'huile, le sirop d'érable et la vanille et battre jusqu'à ce que le tout soit bien mélangé.

4. Ajouter le mélange d'œufs au mélange de farine et mélanger jusqu'à ce que le tout soit bien mélangé.

5. Incorporer les bleuets.

6. Placer uniformément une combinaison dans des moules à muffins préparés.

7. Saupoudrer uniformément de cannelle.

8. Cuire au four pendant environ 22-25 minutes ou jusqu'à ce qu'un cure-dent inséré au centre soit propre.

Informations nutritionnelles : Calories : 328, Lipides : 11g, Glucides : 29g, Fibres : 5g, Protéines : 19g

Portions de smoothie aux bleuets : 1

Temps de cuisson : 0 minutes

Ingrédients:

1 banane, pelée

2 poignées de pousses d'épinards

1 cuillère à soupe de beurre d'amande

½ tasse de bleuets

¼ cuillère à café de cannelle moulue

1 cuillère à café de poudre de maca

½ tasse d'eau

½ tasse de lait d'amande, non sucré

Les directions:

1. Dans votre blender, mixez les épinards avec la banane, les myrtilles, le beurre d'amande, la cannelle, la poudre de maca, l'eau et le lait. Bien mélanger, verser dans un verre et servir.

2. Profitez-en !

Informations nutritionnelles : calories 341, lipides 12, fibres 11, glucides 54, protéines 10

Portions de patates douces farcies à la pomme et à la cannelle : 4

Temps de cuisson : 10 minutes

Ingrédients:

Patates douces, au four – 4

Pommes rouges, coupées en dés – 3

Eau – 0,25 tasse

Sel de mer – pincée

Cannelle moulue – 1 cuillère à café

Clous de girofle moulus – 0,125 cuillère à café

Gingembre moulu – 0,5 cuillère à café

Noix de pécan, hachées – 0,25 tasse

Beurre d'amande - 0,25 tasse

Les directions:

1. Dans une grande poêle antiadhésive, mélanger les pommes avec l'eau, le sel de mer, les épices et les pacanes. Couvrir les pommes avec un couvercle

hermétique et les laisser mijoter pendant environ cinq à sept minutes, jusqu'à ce qu'elles soient tendres.

Le temps exact de cuisson des pommes épicées dépendra de la taille de vos tranches de pomme et de la variété de pomme que vous utilisez.

2. Coupez les patates douces cuites en deux, en plaçant chaque moitié sur une assiette de service. Lorsque les pommes sont cuites, garnissez-en les patates douces, puis versez le beurre d'amande sur le dessus.

Servir encore chaud.

Portions de tomates farcies aux œufs : 2

Temps de cuisson : 40 minutes

Ingrédients:

Tomates, grosses, mûres – 2

Oeufs – 2

Fromage parmesan, râpé – 0,25 tasse

Oignon vert, tranché – 3

Ail, émincé – 2 gousses

Persil frais – 1 cuillère à soupe

Sel de mer – 0,5 cuillère à café

Huile d'olive extra vierge - 1 cuillère à soupe

Poivre noir moulu – 0,5 cuillère à café

Les directions:

1. Réchauffez votre four à 350 degrés Fahrenheit et préparez une poêle allant au four pour la cuisson.

2. Sur une planche à découper, coupez un rond sur le dessus de la tomate entourant la tige. Utilisez une cuillère pour creuser doucement à l'intérieur de la tomate où vous l'avez coupée et retirez les graines du fruit, en les jetant.

Vous devriez vous retrouver avec une enveloppe de la tomate, moins l'excès de liquide et les graines.

3. Dans un plat de cuisine, mélangez votre sel de mer, votre poivre noir et le persil frais. Une fois combinés, saupoudrez la moitié du mélange dans chaque tomate, en utilisant votre main ou une cuillère pour étaler les assaisonnements autour de la paroi intérieure de la tomate.

4. Dans la poêle, chauffer l'ail et les oignons verts dans l'huile d'olive à feu moyen jusqu'à ce qu'ils soient tendres et parfumés, environ quatre à cinq minutes. Une fois fait, incorporer le parmesan et répartir le mélange entre les deux tomates, en le plaçant à l'intérieur. Maintenant que la poêle est vide, transférez les tomates de la planche à découper dans la poêle. Enfin, cassez un œuf dans chaque tomate.

5. Placez votre poêle avec les tomates farcies dans le four chaud et laissez-la rôtir jusqu'à ce que l'œuf soit cuit, environ vingt-cinq à trente minutes. Sortez le plat de tomates farcies aux œufs du four et servez chaud, seul ou avec du pain complet grillé.

Portions de chou frisé brouillé au curcuma : 1

Temps de cuisson : 10 minutes

Ingrédients:

Huile d'olive, deux cuillères à soupe

Chou frisé, râpé, une demi-tasse

Pousses, une demi-tasse

Ail, émincé, une cuillère à soupe

Poivre noir, un quart de cuillère à café

Curcuma, moulu, une cuillère à soupe

Oeufs, deux

Les directions:

1. Battez les œufs et ajoutez le curcuma, le poivre noir et l'ail.

Faire revenir le chou frisé dans l'huile d'olive à feu moyen pendant cinq minutes, puis verser cette pâte aux œufs dans la poêle avec le chou frisé. Poursuivez la cuisson en remuant souvent jusqu'à ce que les œufs soient cuits. Garnir de pousses crues et servir.

<u>Informations nutritionnelles :</u> Calories 137 lipides 8,4 grammes glucides 7,9 grammes fibres 4,8

grammes de sucre 1,8 grammes de protéines 13,2 grammes

Casserole de fromage et de saucisses avec marinara savoureuse

Portions : 6

Temps de cuisson : 20 minutes

Ingrédients:

½ cuillère à soupe d'huile d'olive

½ lb de saucisse

2,5 onces de sauce marinara

4 onces de parmesan râpé

4 onces de fromage mozzarella râpé

Les directions:

1. Allumez le four, puis réglez sa température à 375 °F et laissez-le préchauffer.

2. Prenez un plat allant au four, graissez-le avec de l'huile, ajoutez-y la moitié de la saucisse, brouillez-le et étalez-le uniformément dans le fond du plat.

3. Garnir la saucisse dans le plat allant au four avec la moitié de chaque sauce marinara, du parmesan et du fromage mozzarella, puis étaler le reste de la saucisse sur le dessus.

4. Couche la saucisse avec la sauce marinara restante, le parmesan et le fromage mozzarella, puis cuire au four pendant 20 minutes jusqu'à ce que la saucisse soit cuite et que les fromages aient fondu.

5. Lorsque vous avez terminé, laissez la casserole refroidir complètement, puis répartissez-la uniformément entre six contenants hermétiques et conservez-la au réfrigérateur jusqu'à 12 jours.

6. Au moment de manger, réchauffer la casserole au micro-ondes jusqu'à ce qu'elle soit chaude et servir.

<u>Informations nutritionnelles :</u> Calories 353, lipides totaux 24,3 g, glucides totaux 5,5 g, protéines 28,4 g, sucre 5 g, sodium 902 mg

Portions de pouding au chia au lait doré : 4

Temps de cuisson : 0 minutes

Ingrédients:

4 tasses de lait de coco

3 cuillères à soupe de miel

1 cuillère à café d'extrait de vanille

1 cuillère à café de curcuma moulu

½ cuillère à café de cannelle moulue

½ cuillère à café de gingembre moulu

¾ tasse de yaourt à la noix de coco

½ tasse de graines de chia

1 tasse de baies fraîches mélangées

¼ tasse de chips de noix de coco grillées

Les directions:

1. Dans un bol, mélanger le lait de coco, le miel, l'extrait de vanille, le curcuma, la cannelle et le gingembre. Ajouter le yaourt à la noix de coco.

2. Dans des bols, placez les graines de chia, les baies et les copeaux de noix de coco.

3. Versez le mélange de lait.

4. Laisser refroidir au réfrigérateur pendant 6 heures.

Informations nutritionnelles : Calories 337Matières grasses totales 11gMatières grasses saturées 2gGlucides totaux 51gGlucides nets 49gProtéines 10gSucre : 29gFibres : 2gSodium : 262mgPotassium 508mg

Portions d'avoine pour la nuit au gâteau aux carottes : 2

Temps de cuisson : 1 minute

Ingrédients:

Lait de coco ou d'amande, une tasse

graines de chia, une cuillère à soupe

Cannelle, moulue, une cuillère à café

Raisins secs, une demi-tasse

Fromage à la crème, faible en gras, deux cuillères à soupe à température ambiante Carotte, un gros zeste et râpé

Miel, deux cuillères à soupe

Vanille, une cuillère à café

Les directions:

1. Mélangez tous les éléments énumérés et conservez-les dans un contenant de réfrigérateur sûr pendant la nuit. Mangez froid le matin. Si vous choisissez de le réchauffer, passez au micro-ondes pendant une minute et remuez bien avant de manger.

<u>Informations nutritionnelles :</u> Calories 340 sucre 32 grammes de protéines 8 grammes de matières grasses 4

grammes de fibres 9 grammes de glucides 70 grammes

Portions de crêpes au miel : 2

Temps de cuisson : 5 minutes

Ingrédients:

½ tasse de farine d'amande

2 cuillères à soupe de farine de noix de coco

1 cuillère à soupe de graines de lin moulues

¼ cuillère à café de bicarbonate de soude

½ cuillère à soupe de gingembre moulu

½ cuillère à soupe de muscade moulue

½ cuillère à soupe de cannelle moulue

½ cuillère à café de clous de girofle moulus

Pincée de sel

2 cuillères à soupe de miel biologique

¾ tasse de blancs d'œufs bio

½ cuillère à café d'extrait de vanille bio

Huile de coco, au besoin

Les directions:

1. Dans un grand bol, mélanger les farines, les graines de lin, le bicarbonate de soude, les épices et le sel.

2. Dans un autre bol, ajouter le miel, les blancs d'œufs et la vanille et battre jusqu'à ce que le tout soit bien mélangé.

3. Ajouter le mélange d'œufs au mélange de farine et mélanger jusqu'à ce que le tout soit bien mélangé.

4. Graisser légèrement une grande poêle antiadhésive avec de l'huile et chauffer à feu moyen-doux.

5. Ajouter environ ¼ tasse de mélange et incliner la poêle pour l'étaler uniformément à l'intérieur de la poêle.

6. Cuire environ 3-4 minutes.

7. Personnalisez soigneusement le côté et faites cuire environ 1 minute de plus.

8. Répétez avec le reste du mélange.

9. Servir avec la garniture désirée.

Informations nutritionnelles : Calories : 291, Lipides : 8g, Glucides : 26g, Fibres : 4g, Protéines : 23g

Portions de crêpes sans gluten : 10

Temps de cuisson : 30 minutes

Ingrédients:

Option 1

Faire des crêpes avec un mélange pour gaufres et crêpes sans gluten et sans gomme

3 cuillères à soupe de sucre

1 1/2 tasse de mélange à crêpes sans gluten

1 tasse d'eau froide

2 oeufs

2 cuillères à soupe de beurre fondu

Option 2

Faire des crêpes avec votre mélange de farines sans gluten et sans gomme préféré :

2 cuillères à soupe de beurre fondu

3 cuillères à soupe de sucre

1 tasse d'eau froide

2 cuillères à soupe d'eau froide

2 oeufs

1 1/2 tasse de farine sans gluten

1/2 cuillère à café de levure chimique sans gluten ou mélanger le bicarbonate de soude et la crème de tartre à parts égales

1/2 cuillère à café d'extrait de vanilla

Les directions:

1. Dans un grand bol, mélanger tous les ingrédients de la crêpe et fouetter le mélange jusqu'à ce que les grumeaux se dissolvent. Laisser/laisser reposer le mélange à température ambiante pendant environ 15 minutes. Après 15 minutes, il s'épaissira.

2. Faites chauffer la poêle à très haute température, vaporisez-la d'un spray d'huile et versez une petite quantité de pâte dans la poêle à l'aide d'une cuillère à soupe ou 1/4

tasse à mesurer pendant que vous roulez le moule sur le côté.

3. Laissez cette fine couche de pâte à crêpe cuire pendant 1, 2 ou 3 minutes, puis retournez la crêpe de l'autre côté, puis laissez-la cuire encore une minute.

Informations nutritionnelles : Calories 100 Glucides : 14g Lipides : 4g Protéines : 3g

Riz aux carottes avec œufs brouillés Portions : 3

Temps de cuisson : 3 heures

Ingrédients:

Pour la sauce soja douce Tamari

3 cuillères à soupe de sauce tamari (sans gluten)

1 cuillère à soupe d'eau

2-3 cuillères à soupe de mélasse

Pour les mélanges épicés

3 gousses d'ail

1 petite échalote (tranchée)

2 longs piments rouges

Pincée de gingembre moulu

Pour le riz aux carottes :

2 cuillères à soupe d'huile de sésame

5 œufs

4 grosses carottes

8 onces de saucisse (poulet ou tout type de - sans gluten et émincé).

1 cuillère à soupe de sauce soja sucrée

1 tasse de germes de soja

1/2 tasse de brocoli coupé en dés

sel et poivre au goût

Pour la garniture:

Coriandre

sauce chili asiatique

graines de sésame

Les directions:

1. Pour la sauce :

2. Dans une casserole, faire bouillir la mélasse, l'eau et le tamari à feu vif.

3. Baissez le feu après que la sauce bout et faites cuire jusqu'à ce que la mélasse soit complètement dissoute.

4. Placez la sauce dans un bol séparé.

5. Pour le riz aux carottes :

6. Dans un bol, mélanger le gingembre, l'ail, l'oignon et les piments rouges.

7. Pour faire du riz avec les carottes, spiralisez les carottes dans un spiraliseur.

8. Mixez les carottes en spirale dans un robot culinaire.

9. Couper le brocoli en petits dés comme des morceaux 10. Ajouter la saucisse, les carottes, le brocoli et les germes de soja dans le bol d'oignon, de gingembre, d'ail et de piments.

11. Ajouter le mélange épicé de légumes et la sauce tamari dans la mijoteuse.

12. Réglez la cuisinière à feu vif pendant 3 heures ou à feu doux pendant 6 heures.

13. Brouillez deux œufs dans une poêle ou une poêle antiadhésive.

14. Servez le riz aux carottes et ajoutez des œufs brouillés sur le dessus.

15. Garnir de graines de sésame, de sauce chili asiatique et de coriandre.

Informations nutritionnelles : Calories 230 mg Matières grasses totales : 13,7 g Glucides : 15,9 g Protéines : 12,2 g Sucre : 8 g Fibres 4,4 g Sodium : 1060 mg Cholestérol : 239 mg.

Portions de hachis de patates douces : 6

Temps de cuisson : 15 minutes

Ingrédients:

2 patates douces, coupées en cubes

2 cuillères à soupe d'huile d'olive

1 cuillère à soupe de paprika

1 cuillère à café d'aneth séché

Poivre à goûter

Les directions:

1. Préchauffez votre friteuse à air à 400 degrés F.

2. Mélanger tous les ingrédients dans un bol.

3. Transférez dans votre friteuse à air.

4. Cuire 15 minutes en remuant toutes les 5 minutes.

Muffins aux œufs avec feta et quinoa

Portions : 12

Temps de cuisson : 30 minutes

Ingrédients:

Oeufs, huit

Tomates, hachées, une tasse

Sel, un quart de cuillère à café

Fromage feta, une tasse

Quinoa, une tasse cuit

Huile d'olive, deux cuillères à café

Origan, côtelette fraîche, une cuillère à soupe

Olives noires, hachées, un quart de tasse

Oignon, haché, un quart de tasse

Bébés épinards, hachés, deux tasses

Les directions:

1. Chauffer le four à 350. Vaporiser d'huile un moule à muffins avec douze tasses. Cuire les épinards, l'origan, les olives, l'oignon et les tomates pendant cinq minutes dans l'huile d'olive à feu moyen. Battre les œufs. Ajouter le mélange de légumes cuits aux œufs avec le fromage et le sel. Verser le mélange dans des moules à muffins. Cuire trente minutes. Ceux-ci resteront frais au réfrigérateur pendant deux jours. Pour manger, il suffit de l'envelopper dans un essuie-tout et de le réchauffer au micro-ondes pendant trente secondes.

Informations nutritionnelles : Calorie 113 glucides 5 grammes de protéines 6 grammes de lipides 7

grammes de sucre 1 gramme

Portions de crêpes salées aux pois chiches : 1

Temps de cuisson : 15 minutes

Ingrédients:

Eau - 0,5 tasse, plus 2 cuillères à soupe

Oignon, coupé en petits dés – 0,25 tasse

Poivron coupé en petits dés – 0,25 tasse

Farine de pois chiche – 0,5 tasse

Poudre à pâte – 0,25 cuillère à café

Sel de mer – 0,25 cuillère à café

Poudre d'ail – 0,25 cuillère à café

Flocons de piment rouge – 0,125 cuillère à café

Poivre noir, moulu – 0,125 cuillère à café

Les directions:

1. Faites chauffer une poêle antiadhésive de dix pouces à feu moyen pendant que vous préparez votre pâte à crêpes aux pois chiches.

2. Dans un plat à mélanger de cuisine, fouetter ensemble la farine de pois chiches avec la levure chimique et les assaisonnements. Une fois combiné, ajoutez l'eau et fouettez-la vigoureusement pendant quinze à trente secondes, pour fouetter beaucoup de bulles d'air dans la pâte de pois chiches et la décomposer et les grumeaux.

Incorporer l'oignon coupé en dés et le poivron.

3. Une fois que la poêle est chaude, versez toute la pâte en une seule fois pour créer une seule grande crêpe. Déplacez le moule en mouvements circulaires pour répartir uniformément la pâte sur tout le fond du moule, puis laissez-le reposer sans le déranger.

4. Faites cuire la crêpe de pois chiches jusqu'à ce qu'elle soit prise et puisse être facilement retournée sans se casser, environ cinq à sept minutes. Le fond doit être brun doré. Avec précaution, retournez la crêpe de pois chiches savoureuse avec une grande spatule et laissez l'autre côté cuire pendant cinq minutes supplémentaires.

5. Retirez la poêle avec la crêpe de pois chiches savoureuse du feu et transférez la crêpe dans une assiette, en la gardant entière ou en la coupant en quartiers. Servir avec votre choix de sauces et trempettes savoureuses.

Délicieuses portions de lait au curcuma : 2

Temps de cuisson : 5 minutes

Ingrédients:

1½ tasse de lait de coco, non sucré

1½ tasse de lait d'amande, non sucré

cuillère à café de gingembre moulu

1½ cuillère à café de curcuma moulu

1 cuillère à soupe d'huile de coco

¼ cuillère à café de cannelle moulue

Les directions:

1. Mettez le lait de coco et d'amande dans une petite casserole et faites chauffer à feu moyen, ajoutez le gingembre, l'huile, le curcuma et la cannelle. Mélanger et cuire 5 minutes, répartir dans des bols et servir.

2. Profitez-en !

Informations nutritionnelles : calories 171, lipides 3, fibres 4, glucides 6, protéines 7

Portions de Shakshuka verte : 4

Temps de cuisson : 25 minutes

Ingrédients:

2 cuillères à soupe d'huile d'olive extra vierge

1 oignon, émincé

2 gousses d'ail, hachées

1 jalapeño, épépiné et émincé

1 livre d'épinards (décongelés si congelés)

1 cuillère à café de cumin séché

cuillère à café de coriandre

Sel et poivre noir fraîchement moulu

2 cuillères à soupe d'harissa

½ tasse de bouillon de légumes

8 gros oeufs

Persil frais haché, au besoin pour le service Coriandre fraîche hachée, au besoin pour le service Flocons de piment rouge, au besoin pour le service

Les directions:

1. Préchauffer le four à 350 °F.

2. Faites chauffer l'huile d'olive dans une grande poêle allant au four, à feu moyen. Ajouter l'oignon et faire revenir 4 à 5 minutes. Incorporer l'ail et le jalapeño, puis faire sauter 1 minute de plus jusqu'à ce qu'ils soient parfumés.

3. Ajouter les épinards et cuire jusqu'à ce qu'ils soient complètement flétris s'ils sont frais, 4 à 5 minutes ou 1 à 2 minutes s'ils sont décongelés, jusqu'à ce qu'ils soient bien chauds.

4. Assaisonner avec du cumin, du poivre, de la coriandre, du sel et de la harissa. Cuire environ 1 minute, jusqu'à ce qu'il soit parfumé.

5. Transférez le mélange dans un bol de robot culinaire ou un mélangeur et mixez jusqu'à ce qu'il soit grossier. Connectez le bouillon et la purée jusqu'à consistance lisse et épaisse.

6. Essuyez la poêle et saupoudrez-la d'un aérosol de cuisson antiadhésif. Verser le mélange d'épinards dans le fond du moule et faire huit puits circulaires à l'aide d'une cuillère en bois.

7. Casser les œufs dans les tuyaux, doucement. Mettez la poêle au four et faites cuire pendant 20 à 25 minutes jusqu'à ce que les blancs d'œufs soient complètement pris, mais que les jaunes soient encore un peu tremblants.

8. Saupoudrer de persil, de coriandre et de flocons de piment rouge sur la shakshuka, au goût. Servir tout de suite.

<u>Informations nutritionnelles :</u> 251 calories 17g de lipides 10g de glucides 17g de protéines 3g de sucres

Portions de pain aux protéines de quinoa : 12

Temps de cuisson : 1 heure, 45 minutes

Ingrédients:

Farine de pois chiche – 1 tasse

Farine de quinoa grillé – 1 tasse

Fécule de pomme de terre – 1 tasse

Farine de sorgho – 1 tasse

Gomme xanthane – 2 cuillères à café

Sel de mer - 1 cuillère à café

Eau tiède – 1,5 tasse

Levure sèche active – 1,5 cuillères à café

Pâte de dattes – 2 cuillères à soupe

Graines de pavot – 1 cuillère à soupe

Graines de tournesol – 1 cuillères à soupe

Pepitas – 2 cuillères à soupe

Huile d'avocat - 3 cuillères à soupe

ufs, température ambiante – 3

Les directions:

1. Préparez un moule à pain de neuf pouces sur cinq en le recouvrant de papier sulfurisé, puis en le graissant légèrement.

2. Dans un plat de cuisine, fouetter ensemble l'eau tiède, la pâte de dattes et la levure jusqu'à ce que le contenu soit complètement dissous. Laissez reposer ce mélange pour le pain de quinoa pendant cinq à dix minutes, jusqu'à ce que la levure ait bouillonné et gonflé - cela doit être fait dans un environnement chaud.

3. Pendant ce temps, dans un plat à mélanger plus grand, de préférence pour un batteur sur socle, mélanger les farines, l'amidon, la gomme xanthane et le sel de mer jusqu'à homogénéité. Enfin, dans un petit plat à mélanger, fouetter ensemble l'huile d'avocat et les œufs. Mettez-les de côté pendant que vous attendez que la levure finisse de fleurir.

4. Une fois que la levure a fleuri, tournez le batteur sur socle avec le mélange de farine à basse température et versez le mélange de levure. Laissez le batteur sur socle avec l'accessoire à palette mélanger le liquide et la farine pendant quelques instants avant d'ajouter le mélange d'œufs et d'huile. Continuez à laisser ce mélange se combiner pendant deux minutes jusqu'à ce qu'il forme un mélange cohérent

boule de pâte. Ajouter les graines dans la pâte et mélanger encore une minute à vitesse moyenne. Gardez à l'esprit que la pâte sera plus humide et moins élastique que la pâte à base de farine traditionnelle, car elle est sans gluten.

5. Versez la pâte protéinée de quinoa dans le moule préparé, couvrez-la de plastique de cuisine ou d'un chiffon propre et humide et laissez-la lever dans un endroit chaud sans courants d'air jusqu'à ce qu'elle double de volume, environ quarante minutes.

Pendant ce temps, réchauffer le four à 375 degrés Fahrenheit.

6. Placez le pain levé au milieu de votre four et laissez-le cuire jusqu'à ce qu'il soit bien cuit et de couleur brun doré. Lorsque vous frappez sur le pain aux protéines de quinoa, il doit sonner creux. Retirez le moule à pain aux protéines de quinoa du four et laissez-le refroidir pendant cinq minutes avant de retirer le pain aux protéines de quinoa du moule et de le transférer sur une grille pour terminer le refroidissement. Laissez refroidir complètement le pain de quinoa avant de le trancher.

Portions de muffins aux carottes au gingembre et à la noix de coco : 12

Temps de cuisson : 20-22 minutes

Ingrédients:

2 tasses de farine d'amande blanchie

½ tasse de copeaux de noix de coco non sucrés

1 cuillère à café de bicarbonate de soude

½ cuillère à café de piment

½ cuillère à café de gingembre moulu

Pincée de clous de girofle moulus

Sel, au goût

3 oeufs bio

½ tasse de miel biologique

½ tasse d'huile de noix de coco

1 tasse de carottes, pelées et râpées

2 cuillères à soupe de gingembre frais, pelé et râpé ¾ tasse de raisins secs, trempés dans l'eau pendant 15 minutes et égouttés <u>Les directions:</u>

1. Préchauffer le four à 350 degrés F. Graisser 12 tasses d'un grand moule à muffins.

2. Dans un bol assez grand, mélanger la farine, les copeaux de noix de coco, le bicarbonate de soude, les épices et le sel.

3. Dans un autre bol, ajouter les œufs, le miel et l'huile et battre jusqu'à ce que le tout soit bien mélangé.

4. Ajouter le mélange d'œufs au mélange de farine et mélanger jusqu'à ce que le tout soit bien mélangé.

5. Incorporer la carotte, le gingembre et les raisins secs.

6. Placer le mélange dans les moules à muffins préparés uniformément.

7. Cuire environ 20 à 22 minutes ou jusqu'à ce qu'un cure-dent inséré à l'intérieur du centre soit propre.

<u>Informations nutritionnelles :</u> Calories : 352, Lipides : 13g, Glucides : 33g, Fibres : 9g, Protéines : 15g

Portions de porridge au miel chaud : 4

Ingrédients:

c. mon chéri

½ c. flocons d'avoine

3 ch. eau bouillante

c. boulgour

Les directions:

1. Placez le boulgour et les flocons d'avoine dans une casserole. Ajouter l'eau bouillante et mélanger.

2. Placer la casserole sur feu vif et porter à ébullition. Une fois à ébullition, baissez le feu à doux, puis couvrez et laissez mijoter 10 minutes en remuant de temps en temps.

3. Retirer du feu, incorporer le miel et servir immédiatement.

Informations nutritionnelles : Calories : 172, Lipides : 1 g, Glucides : 40 g, Protéines : 4 g, Sucres : 5 g, Sodium : 20 mg

Portions de salade de petit déjeuner : 4

Temps de cuisson : 0 minutes

Ingrédients:

27 onces de salade de chou frisé mélangée à des fruits secs 1 ½ tasse de bleuets

15 onces de betteraves, cuites, pelées et coupées en cubes

¼ tasse d'huile d'olive

2 cuillères à soupe de vinaigre de cidre de pomme

1 cuillère à café de curcuma en poudre

1 cuillère à soupe de jus de citron

1 gousse d'ail, émincée

1 cuillère à café de gingembre frais râpé

Une pincée de poivre noir

Les directions:

1. Dans un saladier, mélangez le chou frisé et les fruits secs avec les betteraves et les bleuets. Dans un bol séparé, mélanger l'huile avec le

vinaigre, le curcuma, le jus de citron, l'ail, le gingembre et une pincée de poivre noir, bien fouetter puis verser sur la salade, mélanger et servir.

2. Profitez-en !

Informations nutritionnelles : calories 188, lipides 4, fibres 6, glucides 14, protéines 7

Quinoa rapide à la cannelle et au chia

Portions : 2

Temps de cuisson : 3 minutes

Ingrédients:

2 tasses de quinoa, précuit

1 tasse de lait de cajou

½ cuillère à café de cannelle moulue

1 tasse de bleuets frais

tasse de noix, grillées

2 cuillères à café de miel brut

1 cuillère à soupe de graines de chia

Les directions:

1. À feu moyen-doux, ajouter le quinoa et le lait de cajou dans une casserole. Incorporer la cannelle, les bleuets et les noix. Cuire lentement pendant trois minutes.

2. Retirez la casserole du feu. Incorporer le miel. Garnir de graines de chia avant de servir.

Informations nutritionnelles : Calories 887 Lipides : 29,5 g Protéines : 44. Sodium : 85 mg Glucides totaux : 129,3 g Fibres alimentaires : 18,5 g

Portions de gaufres à la patate douce sans céréales : 2

Temps de cuisson : 15 minutes

Ingrédients:

Patates douces, râpées – 3 tasses

Farine de noix de coco – 2 cuillères à soupe

Arrowroot – 1 cuillère à soupe

Oeufs – 2

Huile de soja - 1 cuillère à soupe

Cannelle moulue – 0,5 cuillère à café

Noix de muscade moulue – 0,25 cuillère à café

Sel de mer – 0,25 cuillère à café

Pâte de dattes – 1 cuillère à soupe

Les directions:

1. Avant de mixer vos gaufres, commencez par réchauffer votre gaufrier.

2. Dans un bol, fouetter ensemble les œufs, l'huile de soja et la pâte de dattes jusqu'à homogénéité. Ajouter le reste des ingrédients et remuer jusqu'à ce que tous les ingrédients soient uniformément répartis.

3. Graissez votre gaufrier chauffé et ajoutez un peu de votre pâte.

Fermez le fer et laissez cuire votre gaufre jusqu'à ce qu'elle soit dorée, environ six à sept minutes. Une fois cela fait, retirez la gaufre avec une fourchette puis faites cuire la seconde moitié de la pâte de la même manière.

4. Servez les gaufres de patates douces sans céréales chaudes avec vos garnitures préférées, telles que du yogourt et des baies fraîches, de la compote de fruits ou du sirop d'érable aux fruits du moine de Lakanto.

Portions de frittata aux champignons et au quinoa : 3

Temps de cuisson : 30 minutes

Ingrédients:

2 cuillères à soupe d'huile d'olive

1 tasse de champignons tranchés

1 tasse d'asperges, coupées en morceaux de 1 pouce

½ tasse de tomate hachée

6 gros œufs, élevés au pâturage

2 gros blancs d'œufs élevés au pâturage

¼ tasse de lait non laitier

1 tasse de quinoa, cuit selon l'emballage 3 cuillères à soupe de basilic haché

1 cuillère à soupe de persil haché, décorer

Sel et poivre au goût

Les directions:

1. Préchauffer le four à 3500F.

2. Dans une poêle, chauffer l'huile d'olive à feu moyen.

3. Incorporer les champignons et les asperges.

4. Assaisonner avec du sel et du poivre au goût. Faire revenir 7 minutes ou jusqu'à ce que les champignons et les asperges soient dorés.

5. Ajouter les tomates et cuire encore 3 minutes. Mettre de côté.

6. Pendant ce temps, mélanger les œufs, le blanc d'œuf et le lait dans un bol à mélanger.

Mettre de côté.

7. Placer dans un plat allant au four le quinoa et garnir du mélange de légumes. Verser le mélange d'œufs.

8. Mettre au four et cuire au four pendant 20 minutes ou jusqu'à ce que les œufs aient pris.

Informations nutritionnelles : Calories 450Total Lipides 37g Gras saturés 5gGlucides totaux 17gGlucides nets 14gProtéines 12gSucre : 2gFibres : 3gSodium : 60mgPotassium 349mg

Portions Huevos Rancheros : 3

Temps de cuisson : 20 minutes

Ingrédients:

Oeufs – 6

Tortillas de maïs, petites – 6

Haricots frits – 1,5 tasse

Piments verts en dés, en conserve – 4 onces

Tomates en conserve pré-rôties – 14,5 onces

Avocat, tranché – 1

Ail, émincé – 2 gousses

Coriandre, hachée – 0,5 tasse

Oignon, coupé en dés – 0,5

Sel de mer – 0,5 cuillère à café

Cumin, moulu – 0,5 cuillère à café

Huile d'olive extra vierge – 1 cuillère à café

Poivre noir, moulu – 0,25 cuillère à café

Les directions:

1. Dans une casserole, laissez mijoter les tomates rôties au feu, les piments verts, le sel de mer, le cumin et le poivre noir pendant cinq minutes.

2. Pendant ce temps, faire revenir l'oignon et l'huile d'olive dans une grande poêle, en ajoutant l'ail à la dernière minute de cuisson, soit environ cinq minutes au total.

3. Faites frire vos œufs à la poêle selon vos préférences de cuisson; réchauffez vos haricots frits, et réchauffez vos tortillas.

4. Pour servir, versez vos haricots frits, vos tomates, vos oignons et vos œufs sur les tortillas. Garnir d'avocat et de coriandre, puis déguster frais et chaud. Vous pouvez ajouter un peu de salsa, de fromage ou de crème sure, si vous le souhaitez.

Portions d'omelette aux épinards et aux champignons : 2

Temps de cuisson : 15 minutes

Ingrédients:

Huile d'olive, une cuillère à soupe + une cuillère à soupe

Épinards, frais, hachés, une tasse et demie Oignon vert, un en dés

Oeufs, trois

Fromage feta, une once

Champignons, bouton, cinq tranchés

Oignon rouge, coupé en dés, un quart de tasse

Les directions:

1. Faire revenir les champignons, les oignons et les épinards pendant trois minutes dans une cuillère à soupe d'huile d'olive et réserver. Battez bien les œufs et faites-les cuire dans l'autre cuillère à soupe d'huile d'olive pendant trois à quatre minutes jusqu'à ce que les bords commencent à dorer. Saupoudrer tous les autres ingrédients sur la moitié de l'omelette et replier l'autre moitié sur les ingrédients sautés. Cuire une minute de chaque côté.

<u>Informations nutritionnelles :</u> Calories 337 lipides 25 grammes de protéines 22 grammes de glucides 5,4 grammes de sucre 1,3 gramme de fibres 1 gramme

Portions de gaufres à la citrouille et à la banane : 4

Temps de cuisson : 5 minutes

Ingrédients:

½ tasse de farine d'amande

½ tasse de farine de noix de coco

1 cuillère à café de bicarbonate de soude

1½ cuillères à café de cannelle moulue

cuillère à café de gingembre moulu

½ cuillère à café de clous de girofle moulus

½ cuillère à café de muscade moulue

Sel, au goût

2 cuillères à soupe d'huile d'olive

5 gros oeufs bio

¾ tasse de lait d'amande

½ tasse de purée de citrouille

2 bananes moyennes, pelées et tranchées

Les directions:

1. Préchauffez le gaufrier et graissez-le ensuite.

2. Dans un grand bol, mélanger les farines, le bicarbonate de soude et les épices.

3. Dans un mélangeur, ajouter le reste des ingrédients et mélanger jusqu'à consistance lisse.

4. Ajouter le mélange de farine et pulser jusqu'à

5. Dans le gaufrier préchauffé, ajoutez la quantité requise de mélange.

6. Cuire environ 4-5 minutes.

7. Répétez en utilisant le mélange restant.

Informations nutritionnelles : Calories : 357,2, Lipides : 28,5 g, Glucides : 19,7 g, Fibres : 4 g, Protéines : 14 g

Risotto crémeux au parmesan, champignons et chou-fleur

Portions : 2

Temps de cuisson : 18 minutes

Ingrédients:

1 gousse d'ail, pelée, tranchée

½ tasse de crème épaisse

½ tasse de chou-fleur, en riz

½ tasse de champignons, tranchés

Huile de coco, pour la friture

Fromage parmesan, râpé, pour la garniture

Les directions:

1. Prenez une poêle, placez-la sur feu moyen-vif, ajoutez l'huile de noix de coco et quand elle fond, ajoutez l'ail et les champignons et faites cuire pendant 4

minutes ou jusqu'à ce qu'il saute.

2. Ajoutez ensuite le chou-fleur et la crème dans la poêle, remuez bien et laissez mijoter pendant 12 minutes.

3. Transférer le risotto dans une assiette, garnir de fromage et servir.

Informations nutritionnelles : Calories 179, matières grasses totales 17,8 g, glucides totaux 4,4 g, protéines 2,8 g, sucre 2,1 g, sodium 61 mg

Brocoli rôti au ranch avec cheddar Portions : 2

Temps de cuisson : 30 minutes

Ingrédients:

1½ tasse de fleurons de brocoli

Sel et poivre noir fraîchement moulu, au goût 1/8 tasse de vinaigrette ranch

1/8 tasse de crème à fouetter épaisse

¼ tasse de cheddar fort râpé

1 cuillère à soupe d'huile d'olive

Les directions:

1. Allumez le four, puis réglez sa température à 375 °F et laissez-le préchauffer.

2. Pendant ce temps, prenez un bol moyen, ajoutez-y les fleurons avec le reste des ingrédients et remuez jusqu'à ce que le tout soit bien mélangé.

3. Prenez une cocotte, graissez-la avec de l'huile, versez-y le mélange préparé et enfournez pendant 30 minutes jusqu'à ce qu'elles soient bien cuites.

4. Lorsque vous avez terminé, laissez la cocotte refroidir pendant 5 minutes, puis servez.

Informations nutritionnelles : Calories 111, matières grasses totales 7,7 g, glucides totaux 5,7 g, protéines 5,8 g, sucre 1,6 g, sodium 198 mg

Portions de porridge protéiné puissant : 2

Temps de cuisson : 8 minutes

Ingrédients:

tasse de noix de coco ou de noix de pécan, hachées grossièrement tasse de noix de coco grillée, non sucrée

2 cuillères à soupe de graines de chanvre

2 cuillères à soupe de graines de chia entières

tasse de lait d'amande, non sucré

tasse de lait de coco

tasse de beurre d'amande, grillé

½ cuillère à café de curcuma, moulu

1 cuillère à soupe d'huile de noix de coco extra vierge ou d'huile MCT

2 cuillères à soupe d'érythritol ou 5 à 10 gouttes de stevia liquide (facultatif)
Une pincée de poivre noir moulu

½ cuillère à café de cannelle ou ½ cuillère à café de poudre de vanille

Les directions:

1. Mettez les noix, les flocons de noix de coco et les graines de chanvre dans une casserole chaude. Rôtir le mélange pendant 2 minutes, ou jusqu'à ce qu'il soit parfumé. Remuez plusieurs fois pour éviter de brûler. Transférer le mélange rôti dans un bol. Mettre de côté.

2. Mélanger le lait d'amande et de coco dans une petite casserole placée à feu moyen. Chauffer le mélange.

3. Après avoir chauffé, mais pas bouilli, éteignez le feu. Ajouter tous les ingrédients restants. Bien mélanger jusqu'à ce que le tout soit bien mélangé. Laisser reposer 10 minutes.

4. Mélanger la moitié du mélange rôti avec la bouillie. Répartir la bouillie dans deux bols de service. Saupoudrer chaque bol avec la moitié restante du mélange rôti et de la poudre de cannelle. Servir la bouillie immédiatement.

Informations nutritionnelles : Calories 572 Lipides : 19 g Protéines : 28,6 g Sodium : 87 mg Glucides totaux : 81,5 g Fibres alimentaires : 10 g

Portions d'avoine à la mangue et à la noix de coco : 1

Ingrédients:

½ c. lait de coco

Sel casher

1 ch. flocons d'avoine à l'ancienne

1/3 c. mangue fraîche hachée

2 cuillères à soupe. Flocons de noix de coco non sucrés

Les directions:

1. Porter le lait à ébullition dans une casserole moyenne à feu vif. Incorporer les flocons d'avoine et le sel et réduire le feu à doux. Laisser mijoter environ 5

minutes, jusqu'à ce que les flocons d'avoine soient crémeux et tendres.

2. Pendant ce temps, faites griller les flocons de noix de coco pendant environ 2 à 3 minutes jusqu'à ce qu'ils soient dorés dans une petite poêle sèche à feu doux.

3. Une fois terminé, garnissez les flocons d'avoine de flocons de mangue et de noix de coco, servez et dégustez.

Informations nutritionnelles : Calories : 428, Lipides : 18 g, Glucides : 60 g, Protéines : 10 g, Sucres : 26 g, Sodium : 122 mg.

Portions de frittata aux champignons et aux épinards : 4

Temps de cuisson : 30 minutes

Ingrédients:

6 œufs

1/4 tasse (60 ml) de lait

3 cuillères à soupe (45 ml) de beurre

2 tasses (500 ml) de pousses d'épinards

Sel et poivre

1 tasse de fromage cheddar râpé

1 oignon, tranché finement

4 oz de champignons de Paris blancs, tranchés

Les directions:

1. Préchauffer le four à 180 °C (350 °F) avec la grille en position centrale. Beurrer un plat allant au four de 20 cm (8") carré. Réserver.

2. Mélanger les œufs et le lait dans un grand bol avec un fouet. Incorporer le fromage. Assaisonner de poivre et de sel. Mettre de côté le bol.

3. Cuire l'oignon, puis les champignons dans le beurre à feu moyen, dans une grande poêle antiadhésive. Assaisonner de poivre et de sel. Mettre les épinards, puis cuire environ 1 minute en remuant continuellement.

4. Versez le mélange de champignons dans un mélange d'œufs. Retirer et verser dans un plat allant au four. Cuire la frittata pendant environ 25 minutes, ou jusqu'à ce qu'elle soit dorée et légèrement gonflée. Coupez la frittata en quatre carrés et retirez-la du plat à l'aide d'une spatule. Placez-les sur une assiette, et voilà, ils sont prêts à servir tièdes ou froids.

Informations nutritionnelles : Calories 123 Glucides : 4g Lipides : 5g Protéines : 15g

Portions de bol de petit-déjeuner au quinoa : 6

Temps de cuisson : 0 minutes

Ingrédients:

Quinoa, deux tasses cuit

Oeufs, douze

Yogourt grec, nature, un quart de tasse

Sel, une demi cuillère à café

Fromage feta, une tasse

Tomates cerises, une pinte coupée en deux

Poivre noir, une cuillère à café

Ail, émincé, une cuillère à café

Bébés épinards, hachés, une tasse

Huile d'olive, une cuillère à café

Les directions:

1. Mélangez les œufs, le sel, le poivre, l'ail, la poudre d'oignon et le yaourt. Cuire les épinards et les tomates pendant cinq minutes dans l'huile d'olive à feu moyen. Versez le mélange d'œufs et remuez jusqu'à ce que les œufs aient pris la cuisson souhaitée. Incorporer le quinoa et la feta jusqu'à ce qu'ils soient chauds. Il se conservera au réfrigérateur pendant deux à trois jours.

Informations nutritionnelles : Calories 340 lipides 7,3 grammes de glucides 59,4 grammes de fibres 6,2 grammes de sucre 21,4 grammes de protéines 10,5 grammes

Portions de pommes à la cannelle cuites à la vapeur à la mijoteuse : 6

Temps de cuisson : 4 heures

Ingrédients:

8 pommes (pelées, épépinées)

2 cuillères à café de jus de citron

2 cuillères à café de cannelle

½ cuillère à café de muscade

¼ tasse de sucre de coco

Les directions:

1. Mettez tous les articles dans la marmite de la mijoteuse.

2. Réglez la mijoteuse à basse température pendant 3 à 4 heures.

3. Cuire jusqu'à ce que les pommes soient tendres. Servir.

Informations nutritionnelles : Calories 136 Total Lipides : 0g Glucides : 36g Protéines : 1g Sucre : 26g Fibres 5g Sodium : 6mg Cholestérol : 0mg

Portions de pain de maïs à grains entiers : 8

Temps de cuisson : 35 minutes

Ingrédients:

Semoule de maïs à grains entiers jaune – 1 tasse

Farine de blé entier blanche -1 tasse

uf – 1

Pâte de dattes – 2 cuillères à soupe

Huile d'olive extra vierge – 0,33 tasse

Sel de mer - 1 cuillère à café

Poudre à pâte - 1 cuillère à soupe

Bicarbonate de soude – 0,5 cuillère à café

Lait d'amande - 1 tasse

Les directions:

1. Réchauffez le four à 400 degrés Fahrenheit et préparez un plat de cuisson rond de huit pouces ou une poêle en fonte pour le pain. Graisser généreusement le moule.

2. Dans un plat à mélanger, fouetter ensemble la semoule de maïs, la farine de blé entier, le sel de mer et les agents levants jusqu'à homogénéité.

3. Dans un plat de cuisine séparé, fouetter ensemble les ingrédients restants jusqu'à ce qu'ils soient combinés. Ajouter le mélange de farine en pliant les deux ensemble jusqu'à ce qu'ils soient combinés.

4. Versez la pâte à pain de maïs dans le moule préparé et placez-la au four jusqu'à ce qu'elle soit dorée et complètement prise au centre, environ vingt-cinq minutes. Retirez le pain de maïs du four et laissez-le refroidir pendant cinq minutes avant de le trancher.

Portions d'omelette aux tomates : 1

Temps de cuisson : 8 minutes

Ingrédients:

Oeufs, deux

Basilic, frais, une demi-tasse

Tomates cerises, une demi-tasse

Poivre noir, une cuillère à café

Fromage, tout type, un quart de tasse râpé

Sel, une demi cuillère à café

Huile d'olive, deux cuillères à soupe

Les directions:

1. Coupez les tomates en quartiers. Faites-le revenir dans l'huile d'olive pendant trois minutes. Mettez les tomates de côté. Mettez du sel et du poivre sur les œufs dans un petit bol et mélangez bien. Versez le mélange d'œufs battus dans la poêle et utilisez une spatule pour travailler doucement sur les bords sous l'omelette, en laissant les œufs frire sans bouger pendant trois minutes. Lorsque le tiers central du mélange d'œufs

est encore liquide, ajoutez le basilic, les tomates et le fromage. Replier la moitié de l'omelette sur l'autre moitié. Cuire encore deux minutes et servir.

<u>Informations nutritionnelles :</u> Calories 342 glucides 8 grammes de protéines 20 grammes de lipides 25,3 grammes

Portions de flocons d'avoine à la cassonade et à la cannelle : 4

Ingrédients:

½ c. cannelle moulue

1 ½ c. extrait de vanille pur

c. sucre brun clair

2 ch. lait faible en gras

1 1/3 ch. flocons d'avoine

Les directions:

1. Mesurer le lait et la vanille dans une casserole moyenne et porter à ébullition à feu moyen-élevé.

2. Une fois l'ébullition atteinte, réduire le feu à moyen. Incorporer les flocons d'avoine, la cassonade et la cannelle et cuire, en remuant, 2 à 3 minutes.

3. Servir immédiatement, saupoudré de cannelle supplémentaire si désiré.

Informations nutritionnelles : Calories : 208, Lipides : 3 g, Glucides : 38 g, Protéines : 8 g, Sucres : 15 g, Sodium : 105 mg

Porridge à l'amarante avec poires rôties

Portions : 2

Temps de cuisson : 30 minutes

Ingrédients:

¼ cuillère à café de sel

2 cuillères à soupe de morceaux de noix de pécan

1 cuillère à café de sirop d'érable pur

1 tasse de yogourt grec 0 %, pour servir

Poires

Bouillie

½ tasse d'amarante non cuite

1/2 tasse d'eau

1 tasse de lait 2%

1 cuillère à café de sirop d'érable

1 grosse poire

1/2 cuillère à café de cannelle moulue

1/4 cuillère à café de gingembre moulu

1/8 cuillère à café de muscade moulue

1/8 cuillère à café de clou de girofle moulu

Garniture aux pacanes/poires

Les directions:

1. Préchauffer le four à 400°C.

2. Égoutter l'amarante et la rincer. Mélanger avec de l'eau, une tasse de lait et du sel, porter l'amarante à ébullition et laisser mijoter.

Couvrir et laisser cuire 25 minutes jusqu'à ce que l'amarante soit tendre, mais qu'il reste un peu de liquide. Retirer du feu et laisser l'amarante épaissir encore 5 à 10 minutes. Si vous le souhaitez, appliquez un peu plus de lait pour lisser la texture.

3. Mélanger les morceaux de noix de pécan avec 1 cuillère à soupe de sirop d'érable.

Rôtir de 10 à 15 minutes, jusqu'à ce que les pacanes soient grillées et que le sirop d'érable soit sec. Une fois cuits, les noix de pécan peuvent devenir relativement parfumées. Lorsqu'elles refroidissent, les noix de pécan sont croustillantes.

4. Couper les poires en dés avec les pacanes et mélanger avec le reste 1 cuillère à café de sirop d'érable et d'épices. Cuire 15 minutes dans une rôtissoire, jusqu'à ce que les poires soient tendres.

5. Dans la bouillie, ajoutez 3/4 des poires rôties. Répartir le yogourt dans deux bols et couvrir de bouillie, de pacanes rôties et des morceaux de poire restants.

Informations nutritionnelles : Calories 55 Glucides : 11g Lipides : 2g Protéines : 0g

Portions de crêpes à la crème sucrée : 2

Temps de cuisson : 10 minutes

Ingrédients:

2 oeufs bio

1 cuillère à café de stévia

Sel, au goût

2 cuillères à soupe d'huile de noix de coco, fondue, divisée

2 cuillères à soupe de farine de noix de coco

½ tasse de crème épaisse

Les directions:

1. Casser les œufs dans un bol, ajouter 1 cuillère à soupe d'huile de noix de coco, de la stevia et du sel et battre avec un batteur électrique jusqu'à ce que le tout soit bien mélangé.

2. Incorporer lentement la farine de noix de coco jusqu'à ce qu'elle soit incorporée, puis la crème jusqu'à ce qu'elle soit bien mélangée.

3. Prenez une poêle, placez-la sur feu moyen, graissez-la avec de l'huile, et quand elle est chaude, versez-y la moitié du mélange et laissez cuire environ 2

minutes de chaque côté jusqu'à ce que la crêpe soit cuite.

4. Transférer la crêpe dans une assiette et cuire une autre crêpe de la même manière en utilisant le reste de pâte et servir.

5. Pour préparer les repas, enveloppez chaque crêpe à la crème dans un morceau de papier ciré, puis placez-les dans un sac en plastique, fermez le sac et conservez-le au congélateur jusqu'à trois jours.

6. Au moment de manger, réchauffer la crêpe pendant 2 minutes au micro-ondes jusqu'à ce qu'elle soit chaude, puis servir.

Informations nutritionnelles : 298, matières grasses totales 27,1 g, glucides totaux 8 g, protéines 7 g, sucre 2,4 g, sodium 70 mg

Galettes de porc poêlées au sirop et à la sauge

Portions : 4

Temps de cuisson : 10 minutes

Ingrédients:

2 lb de porc haché, pâturé

3 cuillères à soupe de sirop d'érable, grade B

3 cuillères à soupe de sauge fraîche hachée

cuillère à café de sel de mer

½ cuillère à café d'ail en poudre

1 cuillère à café de graisse de cuisson solide

Les directions:

1. Casser le porc haché en morceaux dans un grand bol à mélanger. Arroser uniformément de sirop d'érable. Saupoudrer d'épices. Bien mélanger jusqu'à ce que le tout soit bien mélangé. Former le mélange en huit galettes. Mettre de côté.

2. Faites chauffer la graisse dans une poêle en fonte placée à feu moyen. Cuire les galettes 10 minutes de chaque côté ou jusqu'à ce qu'elles soient dorées.

Informations nutritionnelles : Calories 405 Lipides : 11,2 g Protéines : 30,3 g Sodium : 240 mg Glucides totaux : 53,3 g Fibres alimentaires : 0,8 g Glucides nets : 45,5 g

Lightning Source UK Ltd.
Milton Keynes UK
UKHW021948140621
385519UK00002B/445